58 Rezepte gegen Hodenkrebs:

Beuge Hodenkrebs vor und bekämpfe ihn auf natürliche Weise mit diesen vitaminhaltigen Gerichten

Von

Joe Correa CSN

COPYRIGHT

Diese Veröffentlichung dient dazu fehlerfreie und zuverlässige Informationen zu dem auf dem Cover abgedruckten Thema zu liefern. Es wird mit der Einstellung verkauft, dass weder der Autor noch der Herausgeber befähigt sind, medizinische Ratschläge zu erteilen. Wenn medizinischer Rat oder Beistand notwendig sind, konsultieren Sie einen Arzt. Dieses Buch ist als Ratgeber konzipiert und sollte in keinster Weise zum Nachteil Ihrer Gesundheit gereichen. Konsultieren Sie einen Arzt, bevor Sie mit diesen Ernährungsplan beginnen, um zu gewährleisten, dass er das Richtige für Sie sind.

DANKSAGUNG

Dieses Buch ist meinen Freunden und meiner Familie gewidmet, die leichtere oder ernstere Krankheiten hatten. Sie sollen eine Lösung für Ihre Probleme finden und die erforderlichen Veränderungen in Ihrem Leben einleiten.

58 Rezepte gegen Hodenkrebs:

Beuge Hodenkrebs vor und bekämpfe ihn auf natürliche Weise mit diesen vitaminhaltigen Gerichten

Von

Joe Correa CSN

INHALT

ÜBER DEN AUTOR

Nach Jahren der Nachforschung glaube ich ernsthaft an die positiven Auswirkungen, die Ernährung auf Körper und Geist haben kann. Mein Wissen und meine Erfahrung hat mir geholfen, gesünder über die Jahre zu kommen und an meine Familie und Freunde weiterzugeben. Je mehr du über gesundes Essen und Trinken weißt, desto schneller willst du deine Lebens- und Essensgewohnheiten ändern.

Ernährung ist ein wichtiger Bestandteil von einem gesunden und langen Leben. Also fang heute damit an. Der erste Schritt ist immer der wichtigste und bedeutendste.

EINLEITUNG

58 Rezepte gegen Hodenkrebs: Beuge Hodenkrebs vor und bekämpfe ihn auf natürliche Weise mit diesen vitaminhaltigen Gerichten

Von Joe Correa CSN

Hodenkrebs ist eine sehr ernstzunehmende Krankheit, die fatale Folgen haben kann. Dennoch ist Hodenkrebs in über 90% der Fälle vollständig heilbar, weshalb ein grundlegendes Wissen über diese Krankheit Leben retten kann.

Gesundheitsrisiken, die die Entstehung von Hodenkrebs fördern, sind noch nicht klar entdeckt worden, aber es gibt einige vorbeugende Maßnahmen, die jeder kennen sollte. Ein gesunder Lebensstil und frühzeitige Vorbeugung sind wichtige Faktoren bei der Behandlung fast jeder Krankheit. Und wenn wir über einen gesunden Lebensstil reden, ist eine ausgewogene und nährstoffreiche Ernährung die erste Sache, die man diskutieren sollte.

Dieses Buch enthält Rezepte mit all den Supernahrungsmitteln die notwendig sind, um

Hodenkrebs vorzubeugen und deine allgemeine Gesundheit zu verbessern.

Du musst verstehen, dass dein Körper eine solch kraftvolle Maschine ist, mit unglaublichen Selbstheilungskräften, weshalb du ihm durch eine vernünftige Ernährung die richtigen Werkzeuge mit an die Hand geben solltest. Die Rezepte in diesem Buch basieren auf Zutaten, die für ihre entzündungshemmenden und antibakteriellen Eigenschaften bekannt sind. Daneben stecken alle Rezepte voller Vitamine und Mineralien, um dein Immunsystem zu stärken.

Obst und Gemüse sind als die gesündesten Lebensmittel der Welt bekannt. Sie sind das perfekte Tool, um fast allen Krankheiten vorzubeugen. Jüngste Studien aus Italien zeigen, dass Menschen, die sieben Portionen Tomaten in der Woche essen, eine 60% geringere Wahrscheinlichkeit aufweisen, als diejenigen, die nur zwei Portionen zu sich nahmen.

Einige sehr bekannte Antioxidantien wie Knoblauch, Zwiebeln und Basilikum beugen erwiesenermaßen verschiedene Arten von Krebs vor, einschließlich Hodenkrebs. Ihre großartigen, antimikrobiellen Eigenschaften sind der Hauptgrund, weshalb ich sie in so vielen Rezepten in diesem Buch einsetzen.

Ein weiteres krebshemmendes Supernahrungsmittel sind Beeren! Sie sind reich an Bioflavonoiden, bekannt als die stärksten Antioxidantien. Rezepte wie der „Blaubeeren-Grüntee-Smoothie" werden dein Immunsystem stärken und deinen Körper in kürzester Zeit von Giftstoffen befreien. Er ist eine perfekte Option für ein schnelles Frühstück oder Nachmittagssnack und dauert nur wenige Minuten in der Zubereitung.

Neben den folgenden grundlegenden Ernährungstipps, um Hodenkrebs vorzubeugen, solltest du verstehen, dass einige einfache Lebensgewohnheiten einen enormen Wandel in deinem Leben und deiner Gesundheit hervorrufen können. Bewege dich für mindestens 30 Minuten am Tag, höre auf zu Rauchen, vermeide Stress und iss gesund. Das ist die perfekte Kombination, um Hodenkrebs vorzubeugen.

58 REZEPTE GEGEN HODENKREBS: BEUGE HODENKREBS VOR UND BEKÄMPFE IHN AUF NATÜRLICHE WEISE MIT DIESEN VITAMINHALTIGEN GERICHTEN

1. Warm Marinade Thunfisch

Zutaten:

1 Pfund Thunfischsteaks

3 EL extra trockenes Olivenöl

1 EL Honig, unverarbeitet

1 EL Dijon Senf

1 EL Balsamicoessig

1 TL Zitronensaft

1 EL frischer Rosmarin, zerkleinert

¼ TL Salz

¼ TL Schwarzer Pfeffer, gemahlen

Zubereitung:

Öl, Essig, Senf, Salz und Pfeffer in einer großen Schüssel vermengen. Gut umrühren und Thunfischsteaks hinzugeben. Den Fisch gut bedecken und für 30 Minuten zur Seite stellen, damit sich die Aromen entfalten können.

Den elektrischen Grill auf mittlere bs hohe Temperatur vorheizen. Thunfisch in den Grill geben und die Marinade aufbewahren.

Thunfischsteaks für 2 Minuten pro Seite grillen und auf einem Teller anrichten.

Die aufgefangene Marinade in einen kleinen Topf geben und aufkochen.

Den Fisch mit der heißen Marinade beträufeln und mit frischem Gemüse servieren.

Nährwertangaben pro Portion: Kcal: 276, Protein: 27,5g, Kohlenhydrate: 5,4g, Fette: 14,8g

2.   Erdbeermuffins

Zutaten:

170g Erdbeeren, halbiert

2 Tassen Allzweckmehl

3 TL Backpulver

1 EL brauner Zucker

2 große Eier

1 Tasse Magermilch

1 mittelgroße Bananen, in Scheiben geschnitten

6 EL Frischkäse

¼ TL Salz

Zubereitung:

Ofen auf 200 Grad vorheizen.

Mehl, Backpulver und Zucker vermischen. In einer separaten Schüssel Eier, Milch und Bananen zusammengeben. Die trockenen Zutaten hinzugeben.

Erdbeeren beigeben und wieder gut vermengen.

Die Muffinformen mit Fett bestreichen und mit einem Löffel die Mischung gleichmäßig verteilen. Jeden Muffin mit einem EL Frischkäse toppen und in den Ofen stellen.

Für 25 Minuten backen und dann von der Hitze nehmen. Für eine Weile abkühlen lassen.

Nährwertangaben pro Portion: Kcal: 112, Protein: 4,2g, Kohlenhydrate: 19,7g, Fette: 1,4g

3.   Ofengebackene Zucchiniringe

Zutaten:

2 mittelgroße Zucchini, in Ringe geschnitten

1 EL getrockneter Oregano, gemahlen

1 EL Kreuzkümmel, gemahlen

2 EL Olivenöl

Zubereitung:

Ofen auf 200 Grad vorheizen.

Zucchini in Ringe schneiden und auf einem Backblech verteilen. Mit Oregano und Kreuzkümmel würzen. Mit Olivenöl beträufeln und in den Ofen geben.

Für 15 Minuten backen.

Mit Tomatenketchup oder einem anderen Dipp der Wahl servieren.

Nährwertangaben pro Portion: Kcal: 20, Protein: 1,2g, Kohlenhydrate: 3,6g, Fette:2,2g

4.   Blaubeer-Bananen-Smoothie

Zutaten:

1 Tasse Magermilch

¼ Tasse gefrorene Blaubeeren

1 große Banane, in Scheiben geschnitten

2 EL Leinsamen

Zubereitung:

Alle Zutaten in einen Mixer geben. Für zwei Minuten zerkleinern, bis sich eine dickflüssige Konsistenz ergibt. In Serviergläser geben und vor dem Servieren 30 Minuten abkühlen lassen.

Nährwertangaben pro Portion: Kcal: 290, Protein: 11,3g, Kohlenhydrate: 48,5g, Fette: 8,2g

5.   Lachs mit Basilikum

Zutaten:

1 Pfund Lachsfilet, ohne Haut und Gräten

340 g Broccoli

340 g Möhren, ganz

1 Zitrone, geschält

8 Knoblauchzehen, zerstoßen

1 TL Salz

2 EL frischer Basilikum, fein gehackt

5 EL Olivenöl

Zubereitung:

Knoblauch, Basilikum, Salz und Pfeffer in einen Mixer geben. Nach und nach Olivenöl hinzugeben und jede Mal für 10 Sekunden mixen (wenn man zu viel Öl hinzugibt vermengt es sich nicht richtig). Die Mischung in eine Schüssel geben und beiseite stellen.

Möhren, in einen großen Kochtopf mit Wasser geben. Für 5 Minuten garen und dann Broccoli hinzugeben. Für 3 weitere Minuten garen und anschließend vom Herd nehmen. Auf einer Platte anrichten. Mit Salz und Pfeffer nach Geschmack würzen.

Einen EL Öl in einer großen Pfanne über mittlerer bis hoher Temperatur erhitzen. Den Fisch hinzugeben und für 3 bis 4 Minuten von beiden Seiten anbraten bis er gut ist. Vom Herd nehmen und auf dem Teller anrichten.

Den Fisch mit Knoblauchsauce beträufeln und mit Gemüse und Zitronenscheiben servieren.

Nährwertangaben pro Portion: Kcal: 620, Protein: 46,3g, Kohlenhydrate: 4,5g, Fette: 47,5g

6. Orangen-Schnittlauch-Salat

Zutaten:

8 Orangen, geschält und zerkleinert

2 EL Schnittlauch, fein gehackt

1 Tasse Römersalat, geschnitten

1 Knoblauchzehe, zerhackt

2 EL Zitronensaft

2 EL Olivenöl

1 EL frische Petersilie, fein gehackt

1 EL Dijon Senf

Zubereitung:

Knoblauch, Senf, Öl und Zitronensaft in eine kleine Schüssel geben. Alles gut vermengen. Beiseite stellen.

Die Orangen in eine große Salatschüssel geben. Petersilie und Schnittlauch hinzugeben und gut vermischen. Das zuvor vorbereitete Dressing über die Orangen geben und abschließend umrühren. Die Blätter des Römersalates auf einem Servierteller anrichten und die Mischung mit einem Löffel gleichmäßig verteilen.

Direkt servieren.

Nährwertangaben pro Portion: Kcal: 397, Protein: 7,6g, Kohlenhydrate: 88,4g, Fette: 1,8g

7.   Gefüllte Tomaten

Zutaten:

4 große Tomaten, ganz

1 Tasse Mozzarellakäse, gerieben

½ Tasse Zwiebeln, fein gehackt

10 Spinatblätter, fein gehackt

2 EL Parmesankäse, gerieben

1EL frische Petersilie, fein gehackt

2 EL Olivenöl

½ TL Salz

¼ TL Schwarzer Pfeffer, gemahlen

Zubereitung:

Ofen auf 200 Grad vorheizen.

Spinat vorsichtig in einen Topf mit kochendem Wasser geben. Für eine Minute köcheln lassen und vom Herd nehmen. Abtropfen und beiseite stellen.

Tomaten aushöhlen und das Fruchtfleisch aufbewahren. Die Samen aussortieren und das Fruchtfleisch in eine große Schüssel geben. Spinat, Mozzarella, Parmesan, Salz und Pfeffer hinzugeben.

Die Mischung mit einem Löffel in die Tomaten geben und auf ein vorher eingefettetes Backblech geben. Für 5 Minuten backen und dann aus dem Ofen nehmen.

Genießen!

Nährwertangaben pro Portion: Kcal: 159, Protein: 14,5g, Kohlenhydrate: 12,9g, Fette: 10,8g

8.   Kürbishaferflocken

Zutaten:

2 Tassen Haferflocken

3 Tassen Magermilch

½ Tasse Kürbis, aus der Dose

½ TL Zimt

¼ Tasse Rosinen

1 EL Chiasamen

Zubereitung:

Die Haferflocken in eine Schüssel geben. Milch hinzugießen und für 3 Minuten in eine Mikrowelle geben.

Aus der Mikrowelle nehmen und Kürbis sowie Chiasamen hinzugeben. Gut vermengen und für weitere 40 Sekunden erhitzen.

Rosinen darüber verteilen und servieren.

Nährwertangaben pro Portion: Kcal: 272, Protein: 14,4g, Kohlenhydrate: 47,5g, Fette: 3,6g

9.   Balsamico-Beeren-Gurkensalat

Zutaten:

1 Tasse Gurken, in Scheiben geschnitten

1 Tasse frische Blaubeeren

1 Tasse rote Zwiebeln, in Scheiben geschnitten

½ Tasse geröstete Mandeln, gehackt

1 Tasse weicher Quinoa

3 EL Balsamicoessig

1 EL Honig

1 EL Olivenöl

Zubereitung:

Quinoa in einen mittelgroßen Topf kochenden Wassers geben. Die Temperatur reduzieren und Topf mit einem Deckel verschließen. Für etwa 10 bis 15 Minuten köcheln lassen. Abtropfen und den Quinoa in eine Salatschüssel zum abkühlen geben. Beiseite stellen.

Essig, Honig und Olivenöl in eine kleine Schüssel geben. Gut umrühren und mit dem Quinoa vermischen.

Blaubeeren, Gurken und rote Zwiebeln in die Schüssel geben. Mit gerösteten Mandeln bestreuen und servieren.

Nährwertangaben pro Portion: Kcal: 171, Protein: 5,5g, Kohlenhydrate: 30,4g, Fette: 5,3g

10.   Lammkoteletts in Knoblauchsauce

Zutaten:

1 Pfund Lammkoteletts von der Rinde

2 Pfund grüne Bohnen

2 EL Knoblauch, zerhackt

2 EL Petersilie, frisch zerhackt

5 EL Olivenöl

1 TL roter Pfeffer, zerstoßen

2 EL Rosmarin frisch zerhackt

½ TL Salz

Zubereitung:

Die Bohnen in einen mittelgroßen Topf mit kochendem Wasser geben. Einen TL Salz hinzugeben und bedecken. Temperatur reduzieren und für 15 Minuten köcheln lassen, bis sie zart sind. Die Bohnen abtropfen lassen und in eine Servierschüssel geben. Mit Salz und Pfeffer würzen und mit 2 EL Olivenöl beträufeln. Gut vermengen und beiseite stellen.

Knoblauch, Petersilie, Rosmarin, roten Pfeffer und zwei EL Olivenöl in eine kleine Schüssel geben. Die Mischung über den Lammkoteletts verteilen.

Einen EL Olivenöl in einer Bratpfanne bei mittlerer bis hoher Temperatur erhitzen. Die Lammkoteletts hineingeben und für 4-5 Minuten von beiden Seiten anbraten bis sie leicht braun sind. Das Fleisch auf einem Teller anrichten.

Mit grünen Bohnen und nach Wunsch mit weiterem Gemüse servieren.

Nährwertangaben pro Portion: Kcal: 192, Protein: 27,4g, Kohlenhydrate: 55,3g, Fette: 13,7g

11.   Tomaten-Kichererbsensuppe

Zutaten:

220 Gramm Tomaten, aus der Dose

280 Gramm Kichererbsen, vorgegart

5 Tassen Hühnerbrühe

1 mittelgroße Zwiebel, in Scheiben geschnitten

1 EL frische Petersilie, fein gehackt

½ Tasse weißer Reis, ungegart

2 Knoblauchzehen, zerhackt

1 TL vegetarisches Öl

½ TL Salz

¼ TL Schwarzer Pfeffer, gemahlen

Zubereitung:

Öl in einer großen Pfanne über mittlerer bis großer Hitze erwärmen. Zwiebeln hineingeben und glasig anbraten. Tomaten, Knoblauch und Rosmarin hinzugeben. Kochen bis der verbliebene Saft verdampft ist.

Nun Reis und Brühe beifügen. Zum Kochen bringen und anschließend die Temperatur stark reduzieren. Bedecken und für 10 bis 15 Minuten köcheln lassen.

Kichererbsen hinzugeben und ein letztes Mal verrühren. Weitere 5 Minuten kochen. Vom Herd nehmen und Petersilie darüberstreuen.

Warm servieren.

Nährwertangaben pro Portion: Kcal: 371, Protein: 15,3g, Kohlenhydrate: 64,2g, Fette: 5,8g

12.   Hühnchen mit Zitrone und Rosmarin

Zutaten:

1 ganzen Hühnchen, (3 Pfund)

1 Tasse Zitronensaft

1 TL getrockneter Rosmarin, gemahlen

2 EL Olivenöl

½ TL Salz

¼ TL Schwarzer Pfeffer, gemahlen

¼ TL Cayennepfeffer

¼ TL saisonaler Gemüsemix

Zubereitung:

Das Hähnchen in zwei gleichgroße Teile halbieren. Entlang des Brustbeins schneiden. Fleisch in eine große Schüssel geben. Die übrigen Zutaten hinzugeben und für 2 Stunden marinieren, um den Geschmack entfalten zu lassen. Mit einem Esslöffel das Hähnchen regelmäßig mit Marinade bestreichen.

In der Zwischenzeit den Grill auf mittlere Stufe vorheizen. Das Fleisch in den Grill geben und die Marinade auffangen. Für 10 Minuten auf beiden Seiten grillen und dann die Temperatur reduzieren. Mit einem Küchenpinsel die Marinade auf dem Fleisch verstreichen und für weitere 10 Minuten grillen, bis es gegart ist.

Das Fleisch mit Gemüse oder Schmand servieren.

Nährwertangaben pro Portion: Kcal: 55, Protein: 6,7g, Kohlenhydrate: 3,2g, Fette: 4,7g

13.   Tomaten-Paprika-Omelett

Zutaten:

6 Eier von freilaufenden Hühnern

1 große Tomate, gehackt

1 große Paprika, gehackt

1 EL Olivenöl

1 kleine Zwiebel, gewürfelt

60 g Pilze, halbiert

½ TL Salz

¼ TL Schwarzer Pfeffer, gemahlen

2 EL Schmand

¼ Tasse Cheddar, gerieben

Zubereitung:

Öl in einer Pfanne bei mittlerer bis hoher Temperatur erhitzen. Zwiebeln, Pilze und Paprika hinzugeben. Nach Bedarf 1-2 EL Wasser beimengen, um die Mischung saftiger zu machen. Für 5-6 Minuten sautieren und Tomaten hinzugeben. Für weitere 5 Minuten anbraten und beiseite stellen.

Eier und Schmand in eine Schüssel geben. Gut vermengen und beiseite stellen.

Das übrige Öl in einer antihaftbeschichteten Pfanne bei mittelgroßer Temperatur erhitzen. Eiermischung hineingießen und für 2 Minuten anbraten. Gemüse und Käse auf eine Hälfte des Omeletts geben. Die andere Hälfte umfalten und für weitere 1-2 Minuten erhitzen, bis die Eier vollständig gar sind.

Nährwertangaben pro Portion: Kcal: 264, Protein: 25,7g, Kohlenhydrate: 8,6g, Fette: 13,8g

14.   Schweizer Steak

Zutaten:

1 Pfund rundes Rindersteak

3 EL Allzweckmehl

2 EL Olivenöl

¼ Tasse frischer Sellerie, fein gehackt

1 große Karotte, gewürfelt

2 Tassen Tomatensauce

1 EL Worcestershire Sauce

Zubereitung:

Ofen auf 200 Grad vorheizen.

Das Fleisch in eine große Schüssel geben und mit Mehl bedecken.

Öl in einer großen Pfanne bei mittelgroßer Temperatur erhitzen. Das Fleisch für 5 Minuten von beiden Seiten anbraten bis es leicht braun ist. Das Fleisch auf ein Backblech geben und die Pfanne beiseite Stellen. Die anderen Zutaten in die Pfanne geben und gut vermengen. Für 3 Minuten anbraten und vom Herd nehmen.

Die Gemüsemischung über das Fleisch geben und mit einem Deckel bedecken. Die Temperatur stark verringern und im Ofen backen bis das Fleisch zart ist.

Nährwertangaben pro Portion: Kcal: 308, Protein: 42,2g, Kohlenhydrate: 9,5g, Fette: 10,3g

15.   Pfirsichsmoothie

Zutaten:

½ Tasse gefrorene Pfirsiche, in Scheiben geschnitten

½ Tasse Vanillejoghurt

1 Tasse Bananen, in Scheiben geschnitten

¼ Tasse Orangensaft

Zubereitung:

Alle Zutaten in einen Mixer geben und pürieren bis eine dickflüssige und cremige Mischung entsteht. In Gläser geben und für mindestens 15 Minuten vor dem Servieren abkühlen lassen.

Nährwertangaben pro Portion: Kcal: 541, Protein: 18,1g, Kohlenhydrate: 120,2g, Fette: 6,4g

16.   Rotkraut-Sprossensalat

Zutaten:

1 Tasse Rotkraut, zerkleinert

2 mittelgroße Karotten, geraspelt

2 Tassen Quinoa, vorgegart

¼ Tasse geröstete Mandeln

½ Tasse Frühlingszwiebelns

1 kleiner Apfel, geraspelt

3 EL Olivenöl

1EL Apfelweinessig

1TL Honig

½ TL Salz

Zubereitung:

Öl, Essig, Honig und Salz in eine Schüssel geben. Gut vermengen und für 10 Minuten beiseite stellen, um den Geschmack entfalten zu lassen.

In einer großen Schüssel die gekochten Quinoa, Rotkraut, Mandeln Karotten, Apfel und Zwiebel geben. Mit Marinade beträufeln und servieren.

Nährwertangaben pro Portion: Kcal: 221, Protein: 5,2g, Kohlenhydrate: 23,4g, Fette: 13,5g

17. Hähnchenbrust mit Waldpilzen und Kastanien

Zutaten:

1 Pfund Hähnchenbrust, frei von Haut und Knochen

2 Frühlingszwiebeln, fein gehackt

3 Knoblauchzehen, zerstoßen

1 Tasse Hühnerbrühe

1 TL Rosmarin, fein gehackt

1 TL Speisestärke

1 EL Balsamicoessig

1 EL Olivenöl

Für die Pilze:

1 Pfund Waldpilze, halbiert

1 Pfund Kastanien, vorgegart

1 EL frische Petersilie, fein gehackt

1 EL Olivenöl

½ TL Salz

Zubereitung:

Öl in einer unbeschichteten Bratpfanne über mittlerer bis hoher Temperatur erhitzen. Pilze hinzugeben und für 5 Minuten anbraten, dann die Kastanien beimengen. Permanent umrühren und für 3 weitere Minuten braten. Dann vom Herd nehmen und zudecken, damit alles warm bleibt.

Öl in einer unbeschichteten Bratpfanne über mittlerer bis hoher Temperatur erhitzen. Hähnchen hineingeben und mit etwas Salz und Pfeffer nach Geschmack würzen. Für 3 Minuten von jeder Seite anbraten. Jetzt die Temperatur auf niedrige Stufe reduzieren und Knoblauch, Essig und Frühlingszwiebeln hinzugeben. Eine halbe Tasse Hühnerbrühe beigießen, mit Rosmarin bestreuen und zum Kochen bringen.

Die Hitze reduzieren und mit einem Deckel verschließen. Für 10 Minuten köcheln lassen bis das Hähnchen zart ist. Das Fleisch aus der Pfanne nehmen und auf einer Servierplatte anrichten. Mit Alufolie abdecken um es warmzuhalten.

Die übrige Brühe in die Pfanne geben und bis alles bis auf etwa eine Tasse verdampft ist. Speisestärke unterrühren um eine dickere Konsistenz zu erhalten. Petersilie hinzugeben und aufkochen. Von der Herdplatte nehmen und über dem Fleisch auf der Servierplatte verteilen.

Das saftige Fleisch mit den zuvor zubereiteten Waldpilzen und Kastanien servieren.

Nährwertangaben pro Portion: Kcal: 238, Protein: 21,3g, Kohlenhydrate: 17,9g, Fette: 10,4g

18.　Avocado-Sandwich

Zutaten:

½ Pfund Truthahnfilet, in Streifen geschnitten

2 Avocados, in dünne Scheiben geschnitten

½ Tasse Champignons, halbiert

4 Blätter Kopfsalat, ganz

3 EL Olivenöl

Zubereitung:

Das Truthahnbrustfilet in 1 cm breite Streifen schneiden. Olivenöl in einem großen Topf über mittelgroßer Temperatur erhitzen. Die Wärmezufuhr verringern und Filets für 15 Minuten köcheln lassen.

Die Truthahnfilets aus dem Topf nehmen und mit einem Stück Küchenrolle das überschüssige Fett abtupfen.

Restliches Olivenöl aus dem Topf entfernen und wieder erhitzen. Pilze halbieren und in den Topf geben. Für 3-4 Minuten über mittlerer Hitze braten bis alles Wasser verdampft ist. Aus dem Topf nehmen und eine Weile abkühlen lassen.

Die Avocadoscheiben nehmen und ein leckeres Sandwich anrichten.

Nährwertangaben pro Portion: Kcal: 378, Protein: 8,7g, Kohlenhydrate: 43,2g, Fette: 20,6g

19.   Basilikum-Eier

Zutaten:

2 große Eier

1 EL frischer Basilikum, fein gehackt

¼ TL Schwarzer Pfeffer, gemahlen

Zubereitung:

Die Eier in einen Topf mit kochende Wasser geben. Hierbei sehr vorsichtig sein, damit die Eier nicht zerbrechen.

Ein nützlicher Tipp, u das perfekte Ei zuzubereiten, ist einen EL Backpulver in das kochende Wasser zu geben. Das wird später das Schälen deutlich erleichtern.

Die Eier für 8 Minuten kochen. Dazu einfach eine Eieruhr oder sonstige Uhr nutzen. Nach 8 Minuten das Wasser abgießen und die Eier einige Minuten in kaltes Wasser geben. Die Schale entfernen und Eier in Scheiben schneiden. Mit gehackte Basilikum bestreuen und servieren.

Nährwertangaben pro Portion: Kcal: 160, Protein: 13,6g, Kohlenhydrate: 3,8g, Fette: 9,5g

20.   Rinderfilet mit Auberginenscheiben

Zutaten:

1 Rinderfilet, in dünne Scheiben geschnitten

1 mittelgroße Aubergine, geschält und gewürfelt

1 TL Olivenöl

1 EL frischer Basilikum, gehackt

¼ TL Pfeffer

Zubereitung:

Fleisch waschen und pfeffern.

Den Herd auf hoher Stufe vorheizen. Das Fleisch in einer Pfanne für 10 Minuten von jeder Seite anbraten. Anschließend aus der Pfanne nehmen und diese beiseite stellen.

Auberginen schälen und in dicke Scheiben schneiden. Für wenige Minuten anbraten. Vom Herd nehmen und mit de Rindfleisch servieren.

Mit zerkleinertem Basilikum bestreuen.

Nährwertangaben pro Portion: Kcal: 416, Protein: 32,4g, Kohlenhydrate: 30,1g, Fette: 15,3g

21. Ananasomelett mit Mandeln

Zutaten:

3 dicke Scheiben Ananas, geschält

2 Eier von freilaufenden Hühnern

½ Tasse Mandeln, zerhackt

1 EL Pflanzenöl

½ TL Salz

Zubereitung:

Inhalt der Eier in eine Schüssel geben und gründlich verquirlen. Die Mandeln hinzugeben und vermengen. Mit Salz würzen.

Öl in einem Kochtopf bei mittlerer Stufe erhitzen. Ananasstücke für 2-3 Minuten von beiden Seiten anbraten, bis sie eine schöne goldbraune Farbe haben.Die Temperatur stark reduzieren. Die Eiermischung in die Pfanne geben und für einige weitere Minuten unter Rühren garen. Vom Herd nehmen und genießen.

Nährwertangaben pro Portion: Kcal: 174, Protein: 14,2g, Kohlenhydrate: 8,5g, Fette: 10,6g

22.   Obstsalat

Zutaten:

1 Tasse Beeren

½ Tasse Ananas, gewürfelt

½ Tasse Äpfel, gehackt

5 Pfefferminzzweige

1 EL frischer Zitronensaft

1 TL Zitronenschale

¼ Tasse Wasser

1 TL Zimt, gemahlen

Zubereitung:

In einem kleinen Topf ¼ Tasse Wasser, Minze, frischen Zitronensaft und Zitronenschale vermischen. Bei mittlerer Hitze aufkochen und für etwa 2-3 Minuten köcheln lassen. Vom Herd nehmen und abkühlen lassen.

In er Zwischenzeit 1 Tasse Beeren, ½ Tasse Ananaswürfel und ½ Tasse zerkleinerten Apfel in eine große Schüssel geben. Die Zitronenmischung darübergießen und für 20-30 Minuten in den Kühlschrank stellen. Aus dem

Kühlschrank herausnehmen und vor dem Servieren mit 1 TL Zimt bestreuen.

Nährwertangaben pro Portion: Kcal: 164, Protein: 0,2g, Kohlenhydrate: 42,5g, Fette: 0,4g

23. Vanillerolle

Zutaten:

1 Tasse Mandelmehl

2 EL Kokosnussmehl

1 TL Backpulver

2 TL Vanilleextrakt

2 EL Kokosnussöl

2 große Eier

1/3 Tasse Pflaumen, fein gehackt

1/3 Tasse Mandeln, zerhackt

1 TL Zimt

Zubereitung:

Ofen auf 160 Grad vorheizen.

Mandelmehl, Kokosmehl, Backpulver und Vanilleextrakt vermischen. Eier und Kokosnussöl beimengen. Alles zu einer cremigen Mischung verquirlen. Beiseite stellen.

In eine weitere Schüssel Pflaumen, Mandeln und Zucker geben. Gut vermengen.

Den Teig auf ein Backblech geben. Zu einem langen Rechteck ausrollen und mit der Pflaumenmischung bestreichen. In 7 gleichgroße Stücke schneiden und im Kühlschrank 20 Minuten vor dem Backen ziehen lassen.

Die Rollen für etwa 10 Minuten backen bis sie eine leicht goldbraune Farbe haben.

Warm servieren.

Nährwertangaben pro Portion: Kcal: 211, Protein: 12,7g, Kohlenhydrate: 39,6g, Fette: 14,3g

24.   Gegrillte Auberginenscheiben mit Fenchel

Zutaten:

1 große Aubergine

½ Tasse frischer Fenchel, gehackt

1 EL Olivenöl

1 TL frische Petersilie, fein gehackt

Zubereitung:

Aubergine schälen und in 3 gleichgroße Scheiben schneiden. In einer Bratpfanne ohne Öl anbraten. Danach mit Olivenöl beträufeln und mit Fenchel und Petersilie bedecken.

(Diese Auberginenscheiben sind auch kalt sehr lecker und man kann sie entsprechend auch über Nacht im Kühlschrank aufbewahren.

Nährwertangaben pro Portion: Kcal: 101, Protein: 1,2g, Kohlenhydrate: 8,2g, Fette: 9,3g

25. Wassermelonen-Smoothie

Zutaten:

2 Tassen Wassermelonen, gewürfelt

¼ Tasse Milch, fettfrei

1 EL Chiasamen

1 TL frische Minze, gemahlen

Zubereitung:

Alle Zutaten in einen Mixer geben. Für 20 Sekunden pürieren und anschließend Eiswürfel hinzugeben. Weitere 30 Sekunden pürieren und in einem Glas anrichten.

Mit Minze garnieren und servieren.

Nährwertangaben pro Portion: Kcal: 186, Protein: 5,8g, Kohlenhydrate: 24,2g, Fette: 9,3g

26.   Spargelcremesuppe

Zutaten:

2 Pfund   frischer Spargel, geschält und in Stücke geschnitten

2 mittelgroße Zwiebeln, gehackt

1 Tasse frischer Sellerie, gewürfelt

2 EL Butter, ungesalzen

1EL frische Petersilie, fein gehackt

1 EL Magermilch

4 Tassen Hühnerbrühe

1 EL Parmesankäse, gerieben

1 TL Senf

1 EL Zitronensaft

1 TL Salz

1 TL Schwarzer Pfeffer, gemahlen

Zubereitung:

Die Butter in einem großen Topf auf mittlerer Stufe schmelzen. Zwiebel und Sellerie hinzugeben und sautieren, bis sie zart bzw. leicht glasig sind.

Spargel, Petersilie und Zitronensaft hinzufügen. Die Hühnerbrühe beigießen und zum Kochen bringen. Die Temperatur auf niedrige Stufe reduzieren und für 15 Minuten köcheln lassen. Anschließend vom Herd nehmen.

Jetzt den Spargel aus dem Topf nehmen und in einen Mixer geben. Zu einer cremigen Masse pürieren und wieder in den Topf zurückgießen.

Die restlichen Zutaten beimengen und für 5 weitere Minuten bei niedriger Temperatur kochen. Vom Herd nehmen und warm servieren.

Nährwertangaben pro Portion: Kcal: 161, Protein: 5,3g, Kohlenhydrate: 18,3g, Fette: 8,5g

27. Zimtgebäck

Zutaten:

1 Tasse Mandeln, ganz

½ Tasse Cashew-Nüsse

½ Tasse Allzweckmehl

2 EL Honig

1 großes Ei

1 Eiweiß

2 EL Butter

2 EL Speisestärke

1 TL Zimt

Zubereitung:

Ofen auf 160 Grad vorheizen.

Mandeln und Cashew-Nüsse in eine Küchenmaschine geben. Für zwei Minuten zerkleinern und Mehl, Zimt, Speisestärke, Eigelb, Eiweiß und Honig hinzugeben. Für weitere 2 Minuten vermengen. Den Teig auf einer sauberen Fläche auswälzen und Plätzchen formen.

Ein Backblech mit Backpapier auslegen und die Plätzchen darauf verteilen. 1 cm Platz dazwischen lassen.

Für 15 Minuten backen bis sie eine schön goldbraune Farbe haben. Aus dem Ofen nehmen und abkühlen lassen.

Mit grünem oder schwarzem Tee servieren.

Nährwertangaben pro Portion: Kcal: 33, Protein: 0,2g, Kohlenhydrate: 4,2g, Fette: 0,8g

28. Truthahnfilet mit Walnüssen

Zutaten:

3 Truthahnfilets

½ Tasse Walnüsse

¼ Tasse Wasser

1 EL Olivenöl

½ TL Salz

Zubereitung:

Die Filets in einer Pfanne bei niedriger Temperatur für 15 Minuten anbraten bis sie gar sind. Die Pfanne vom Herd nehmen und Wasser sowie Walnüsse hinzugeben. Gut vermengen und für weitere 5-6 Minuten köcheln lassen, bis das Wasser verdampft ist. Permanent umrühren. Vor dem Servieren kurz abkühlen lassen.

Nährwertangaben pro Portion: Kcal: 82, Protein: 13,5g, Kohlenhydrate: 4,5g, Fette: 6,7g

29.   Muskatomelett

Zutaten:

3 große Eier

1 mittelgroße Zwiebel, gewürfelt

2 EL Olivenöl

1 TL Muskat

¼ TL Salz

¼ TL Schwarzer Pfeffer, gemahlen

Zubereitung:

Zwiebeln häuten und würfeln. Unter kaltem Wasser abwaschen und trocknen. Beiseite stellen.

Olivenöl in einer unbeschichteten Pfanne auf mittlerer bis hoher Stufe erhitzen. Mit einem Pfannenwender die Eier aus der Pfanne nehmen und Zwiebeln und Muskat in die Pfanne geben. Gut vermengen und anschließend die Eier wieder zurück in die Pfanne geben.

In einer kleinen Schüssel Eier und Pfeffer vermischen. Die Eier in eine Pfanne geben und für 3 Minuten anbraten.

Für einige weitere Minuten anbraten bis die Zwiebeln eine goldbraune Farbe haben. Vom Herd nehmen und servieren.

Nährwertangaben pro Portion: Kcal: 223, Protein: 19,2g, Kohlenhydrate: 10,2g, Fette: 38,4g

30. Bananensmoothie mit Honig

Zutaten:

1 große Banane

2 Eiweiß

1,5 Tassen Kokosmilch

1 EL Honig

1 TL Vanillepulver

Zubereitung:

Banane schälen und in kleine Würfel schneiden. Mit den anderen Zutaten in einen Mixer geben und für 30 Sekunden zu einer cremigen Masse pürieren. In den Kühlschrank stellen und kalt servieren.

Nährwertangaben pro Portion: Kcal: 248, Protein: 13,6g, Kohlenhydrate: 27,9g, Fette: 10,1g

31.   Mandelwaffeln

Zutaten:

½ Tasse Mandelmehl

¼ Tasse Kokosnussmehl

½ TL Backpulver

½ TL Zimt

½ TL Muskat

1 mittlere Avocado, in Scheiben geschnitten

2 große Eier

1½ TL Vanille, zerhackt

1 EL Kokosnussöl

½ Tasse Mandelmilch

Zubereitung:

Ofen auf 150 Grad vorheizen.

Mandelmehl, Kokosnussmehl, Backpulver, Zimt und Muskat in eine große Schüssel geben.

In einer weiteren Schüssel Eier, Avocadoscheiben, Kokosnussöl und Mandelmilch vermengen. Die Mischung in einen Mixer geben und für ca. 30 Sekunden vermischen. Jetzt alle Zutaten mit einem Rührgerät vermengen.

In Muffinformen geben und für 20 Minuten backen. Aus dem Ofen nehmen und eine Zeit abkühlen lassen.

Nährwertangaben pro Portion: Kcal: 75, Protein: 4,5g, Kohlenhydrate: 5,3g, Fette: 4,1g

32. Rühreier mit Minze

Zutaten:

2 große Eier

1 EL Olivenöl

1 EL Minze, fein gehackt

1 Tasse Cherrytomaten, gehackt

1 kleine Zwiebel, gewürfelt

¼ TL Schwarzer Pfeffer, gemahlen

Zubereitung:

Öl in einem großen Kochtopf auf mittlerer Stufe erhitzen. Das gehackte Gemüse hinzugeben und die Temperatur verringern. Für 15 Minuten köcheln bis die Flüssigkeit verdampft ist.

Die Eier schlagen und gehackte Minze unterrühren. Mit dem Gemüse vermengen und für 5 Minuten garen lasen. Vor dem Servieren mit etwas Pfeffer nach Geschmack verfeinern.

Nährwertangaben pro Portion: Kcal: 271, Protein: 13,6g, Kohlenhydrate: 12,6g, Fette: 24,1g

33.   Beerenpfannkuchen

Zutaten:

3 große Eier

½ Tasse Kokosnussmehl

½ Tasse Mandelmehl

1 Tasse Kokosnussmilch

1 TL Apfelessig

1 TL Vanille, zerhackt

½ TL Backpulver

¼ TL Salz

1 TL Kokosnussöl

3 Tassen frische Beeren, verschiedene

Zubereitung:

Kokosnussmehl, Mandelmehl, Vanille, Backpulver und Salz in eine große Schüssel geben. In einer kleinen Schüssel Kokosnussmilch und Apfelessig vermischen. Die Kokosnussmischung verrühren bis sich ein cremiger Teig ergibt.

Kokosnussöl bei mittlerer Temperatur in einer unbeschichteten Pfanne erhitzen. Die gewünschte Menge Teig in die Pfanne geben. Mit einem Löffel die Oberfläche des Pfannkuchens glattstreichen. Für ca. 2-3 Minuten von beiden Seiten anbraten.

Die Beerenmischung und 1 EL Sirup darüber verteilen.

Nährwertangaben pro Portion: Kcal: 173, Protein: 8,2g, Kohlenhydrate: 22,1g, Fette: 13,2g

34.   Glutenfreie Burger

Zutaten:

2 Pfunds Rinderhack

3 große Eier

2 mittelgroße Zwiebeln, geschält und in Scheiben geschnitten

2 TL Kokosnussöl

½ Tasse frische Tomatensauce

1 TL rote Paprika, zerhackt

½ TL gemahlener Schwarzer Pfeffer

Zubereitung:

Ofen auf 150 Grad vorheizen.

In der Zwischenzeit 2 TL Olivenöl über mittlerer Temperatur in einer unbeschichteten Pfanne erhitzen. Zwiebelscheiben darin glasig andünsten. Permanent umrühren. Aus der Pfanne nehmen und beiseite stellen. Abkühlen lassen bevor sie in Kontakt mit dem Fleisch kommen.

In einer großen Schüssel das Fleisch mit den anderen Zutaten vermengen. Gut vermischen um die Zutaten gleichmäßig zu verteilen. Die Mischung in 5 gleichgroße Portionen aufteilen und Burger formen.

Für 30 Minuten in den Backofen geben bis das Fleisch durch ist. Aus dem Ofen nehmen und mit Salat, Tomaten oder anderem Gemüse nach Wahl servieren.

Nährwertangaben pro Portion: Kcal: 319, Protein: 47,4g, Kohlenhydrate: 12,3g, Fette: 34,2g

35. Griechischer Paprikasalat

Zutaten:

½ rote Zwiebel, geschält und in Scheiben geschnitten

½ Gurke, in Scheiben geschnitten

½ Paprika, in Scheiben geschnitten

2 EL griechischer Joghurt

1 EL frische Petersilie, fein gehackt

5 EL extra-trockenes Olivenöl

Pfeffer zum Abschmecken

Salz zum Abschmecken

Zubereitung:

Den griechischen Joghurt mit frischer Petersilie zusammengeben. Salz und Pfeffer hinzugeben und gut vermischen.

Das Gemüse in Scheiben schneiden und auf einem Teller anrichten. Einen guten Schuss Olivenöl hinzugeben und mit der griechischen Joghurtmischung bedecken. Direkt servieren.

Nährwertangaben pro Portion: Kcal: 118, Protein: 16g, Kohlenhydrate: 29g, Fette: 21g

36.   Pilzomelett

Zutaten:

1 Tasse Champignons, in Scheiben geschnitten

2 große Eier

1 TL frischer Zweig Rosmarin, gehackt

¼ TL getrockneter Oregano

1 EL Olivenöl

Zubereitung:

Olivenöl in einer großen Bratpfanne auf mittlerer Stufe erhitzen. Champignons hineingeben und für 3-4 Minuten anbraten, bis das Wasser verdampft ist. Dann aus der Pfanne nehmen.

Eier, Rosmarin und Oregano in eine kleine Schüssel geben. Die Mischung in die Pfanne geben und für 4 Minuten garen. Wenn die Eier gut sind, eine Hälfte mit Pilzen bedecken. Die unbedeckte Hälfte umklappen und für eine weitere Minute anbraten. Auf einen Teller geben und optional mit einigen Salatblättern garnieren.

Nährwertangaben pro Portion: Kcal: 195, Protein: 16g, Kohlenhydrate: 1,4g, Fette: 21g

37.   Papaya-Leinsamen-Smoothie

Zutaten:

1 mittelgroße Papaya, gehackt

1 TL Leinsamen, gemahlen

1 Tasse Naturjoghurt, fettfrei

½ Tasse Ananas, gehackt

1 TL Kokosnussextrakt

Zubereitung:

Alle Zutaten in einen Mixer geben. Pürieren bis sich eine cremige Mischung ergibt und diese in ein Glas geben. Etwas Eis hinzugeben und servieren.

Nährwertangaben pro Portion: Kcal: 298, Protein: 12,4g, Kohlenhydrate: 64,5g, Fette: 1,5g

38.   Kokospfannkuchen

Zutaten:

1 Tasse Kokosnussmehl

1 EL Backpulver

2 Eier von freilaufenden Hühnern

1 Tasse Kokosnussmilch

½ Tasse Wasser

¼ TL Meersalz

¼ TL Zimt

1 EL Kokosnussöl

Zubereitung:

Alle Zutaten mit Kokosnussmilch und Wasser vermengen. Gut zu einer cremigen Masse vermischen. Etwas Zimt nach Geschmack hinzugeben und bei mittlerer Hitze für 3-4 Minuten von beiden Seiten anbraten. Diese Pfannkuchen sind mit Erdbeeren garniert noch besser!

Nährwertangaben pro Portion: Kcal: 371, Protein: 35g, Kohlenhydrate: 41g, Fette: 23g

39.   Mandelmehlmuffins

Zutaten:

1 Tasse Mandelmehl

¼ Tasse Kokosnussmehl

¼ TL Backpulver

½ Tasse Kokosnussmilch

2 EL Kokosnussöl

2 Eier vom freilaufenden Hühnern

½ Tasse frische Himbeeren

Zubereitung:

Ofen auf 150 Grad vorheizen.

Alle trockenen Zutaten in eine große Schüssel geben und gut vermengen. In einer weiteren Schüssel Kokosnussmilch, Kokosnussöl und Eier vermischen. Beide Mischungen gut verrühren und Himbeeren hinzugeben. Die Mischung in eine Muffinform geben und für 20 Minuten im Ofen backen.

Nährwertangaben pro Portion: Kcal: 120, Protein: 3g, Kohlenhydrate: 18,9g, Fette: 12g

40.   Bananentoast

Zutaten:

1 Tasse Mandelmehl

1 TL Backpulver

2 große Bananen, in Scheiben geschnitten

1 Tasse Paranüsse, zerhackt

2 EL Kokosnussöl

2 große Eier

1 TL Vanilleextrakt, Zucker-frei

½ TL Zimt

Für die Füllung:

2 große Eier

⅓ Tasse Kokosnussmilch

1 TL Vanilleextrakt, Zucker-frei

¼ TL Zimt

1 EL Kokosnussöl

Zubereitung:

Ofen auf 180 Grad vorheizen.

Mit einem Handmixer Paranüsse und Kokosnussöl zu einer cremigen Buttermischung verrühren.

Bananen schälen und in grobe Stücke schneiden. Kokosnussmischung und Bananstücke in eine Küchenmaschine geben und für eine Minute vermengen.

Mandelmehl, Backpulver, Vanilleextrakt und Zimt in eine große Schüssel geben. Eier und Bananenmischung vermengen und zu einem cremigen Teig verarbeiten.

Den Teig auf einem kleinen Backblech verstreichen (die Größe hängt davon ab, wie dick das Brot sein soll). In den Ofen geben und für 25 Minuten backen, bis alles goldbraun ist. Aus dem Ofen nehmen und für eine Weile abkühlen lassen.

Das Brot in 1cm große Stücke schneiden. Beiseite stellen.

In einer kleinen Schüssel Eier, Kokosnussmilch, Vanilleextrakt und Zimt vermischen. In einer großen, unbeschichteten Pfanne 1 EL Kokosnussöl bei mittlerer Hitze erwärmen. Die Brotscheiben in die Eiermischung tauchen und für 2 Minuten von beiden Seiten anbraten. Mit einem Stück Küchenrolle das überschüssige Öl abtupfen und servieren.

Nährwertangaben pro Portion: Kcal: 180, Protein: 16g, Kohlenhydrate: 28g, Fette: 10g

41. Gebackene Süßkartoffel

Zutaten:

2 mittelgroße Süßkartoffeln, geschält und halbiert

1 Hähnchenbrust, frei von Knochen und Haut

3 Eier von freilaufenden Hühnern

1/4 Tasse Vollmilch

1 EL Olivenöl

Zubereitung:

Ofen auf 180 Grad vorheizen.

Kartoffeln waschen und schälen. Jede Kartoffel in zwei Hälften schneiden und für 50 Minuten backen. Aus dem Ofen nehmen und für 10 Minuten stehen lassen.

Jetzt die Kartoffelhälften aushöhlen und beiseite stellen.

Olivenöl in einer mittelgroßen Pfanne erhitzen. Die Hähnchenbrust für wenige Minuten anbraten und aus der Pfanne nehmen. In kleine Stücke schneiden.

In einer weiteren Schüssel Eier und Milch vermengen. Das Innere der ausgehöhlten Kartoffel beifügen und gut mischen. Diese Mischung mit den Hähnchenstücken vermengen und in die ausgehöhlten Kartoffeln geben. Alles zurück in den Ofen stellen und für etwa 15 Minuten backen.

Aus dem Ofen nehmen und ruhen lassen.

42.   Heidelbeer-Grüntee-Smoothie

Zutaten:

1 Tasse Heidelbeeren, gefroren

1 Beutel Grüner Tee

½ Tasse Vanillejoghurt

1 mittelgroße Banane, in Scheiben geschnitten

2 EL Honig

4 EL Wasser

Zubereitung:

Wasser in einem kleinen Topf stark erhitzen. Vom Herd nehmen und den Teebeutel hineinhängen. Für 3-4 Minuten ziehen lassen. Jetzt Honig hinzugeben und umrühren bis er sich aufgelöst hat.

Heidelbeeren, Joghurt und Banane in einen Mixer geben. Den zuvor vorbereiteten Tee und Honig hinzugeben und alles pürieren. Falls die Mischung zu steif ist, mehr Wasser hinzugeben. Alles in einem Glas anrichten.

Kalt servieren.

Nährwertangaben pro Portion: Kcal: 269, Protein: 3,2g, Kohlenhydrate: 51,5g, Fette: 2,6g

43. Hähnchen an griechischem Joghurt

Zutaten:

1 Pfund Hähnchenschenkel, frei von Haut und Knochen

170 g griechischer Joghurt

2 Knoblauchzehen, zerstoßen

1 EL Zitronensaft

1 TL Zitronenschale

1 TL Salz

1 TL getrockneter Oregano, gemahlen

¼ TL Schwarzer Pfeffer, gemahlen

Zubereitung:

Hähnchen, griechischen Joghurt, Knoblauch, Salz und Pfeffer in einen Schongarer geben. Nach Bedarf Wasser hinzugeben. Mit einem Deckel verschließen und für 6-7 Stunden garen. Vom Herd nehmen und 30 Minuten beiseite stellen.

Auf einem Teller anrichten und mit Zitronensaft beträufeln. Oregano, Salz und Pfeffer, sowie nach Bedarf Zitronenschale, drüberstreuen.

Nährwertangaben pro Portion: Kcal: 311, Protein: 36g, Kohlenhydrate: 30g, Fette: 27,5g

44.   Cheddar-Broccoli-Auflauf

Zutaten:

4 Tassen frischer Broccoli, gehackt

½ Tasse rote Zwiebeln, fein gehackt

6 große Eier

1 Tasse Magermilch

1 Tasse Cheddarkäse, gerieben

2 EL frisches Wasser

½ TL Salz

½ TL Schwarzer Pfeffer, gemahlen

Zubereitung:

Ofen auf 180 Grad vorheizen.

Broccoli und Zwiebeln in einen großen Topf geben und auf mittlerer bis hoher Stufe erhitzen. 2 EL Wasser hinzugeben und für etwa 7-8 Minuten köcheln bis alles zart und gar ist. Vom Herd nehmen und das überschüssige Wasser abgießen. Beiseite stellen.

Eier, Milch und Käse in eine große Schüssel geben und gut vermengen. Die Broccolimischung und eine Prise schwarzen Pfeffer hinzugeben. Gut umrühren.

Eine große Auflaufform nehmen und die Mischung gleichmäßig verteilen. Für 30 Minuten backen. Der Auflauf ist gar, wenn die Gabel nach dem Einstechen sauber bleibt. Aus dem Ofen nehmen und mit dem geriebenen Käse nach Geschmack bestreuen. Eine Weile abkühlen lassen und dann servieren.

Nährwertangaben pro Portion: Kcal: 298, Protein: 36g, Kohlenhydrate: 42,5g, Fette: 27g

45.   Heidelbeer-Trauben-Pudding

Zutaten:

225 g Heidelbeeren, gefroren

225 g frische dunkle Trauben

2 große Eier

2 EL Mandeln, gehackt

2 EL Cashewkerne, gehackt

2 EL Honig

1 TL Zitronenschale

1 EL Speisestärke

1 TL Zimt, gemahlen

½ Tasse Wasser

Zubereitung:

Alle Zutaten außer der Speisestärke in einen großen Topf geben. Mit einem Deckel zudecken und für 2 Stunden bei mittlerer Temperatur kochen.

In der Zwischenzeit die Speisestärke mit Mais vermischen und gut verrühren. Die Mischung in den Topf gießen und für weitere 45 Minuten köcheln lassen. Vom Herd nehmen und komplett abkühlen lassen.

In eine Servierschüssel geben und für 1 Stunde in den Kühlschrank stellen. Vor der Servieren mit Zimt bestreuen.

Nährwertangaben pro Portion: Kcal: 190, Protein: 1,9g, Kohlenhydrate: 17g, Fette: 6g

46. Ingwer-Smoothie

Zutaten:

½ TL frisch Ingwer, gerieben

1 große Banane, in Scheiben geschnitten

170 g Vanillejoghurt

1 EL Honig, unverarbeitet

Zubereitung:

Alle Zutaten in einen Mixer geben. Zu einer cremigen Masse pürieren und in ein Glas gießen. Vor dem Servieren für 30 Minuten kaltstellen.

Nährwertangaben pro Portion: Kcal: 157, Protein: 4,8g, Kohlenhydrate: 34,2g, Fette: 1,3g

47. Hähnchen-Aprikosen-Burger mit Senf

Zutaten:

1 Pfund Hähnchenbrust, zerkleinert

1 mittelgroße Zwiebeln, in Scheiben geschnitten

2 Knoblauchzehen, zerhackt

3 EL Senf

1 Tasse Aprikosen, zerkleinert

1 TL Apfelweinessig

½ TL Salz

½ Tasse frischer Basilikum, gehackt

½ TL Schwarzer Pfeffer, gemahlen

2 Burgerbrötchen, Mehrkorn

Zubereitung:

Fleisch, Zwiebeln, Knoblauch, Senf, Aprikosen, Essig, Basilikum, Salz, und Pfeffer in einen Schongarer geben. Genug Wasser dazugießen, um alle Zutaten zu bedecken. Mit dem Deckel verschließen und für 6 Stunden köcheln. Vom Herd nehmen und eine Weile abkühlen lassen.

Mit den Händen Burger formen und zwischen die Brötchenscheiben platzieren. Für extra Geschmack und Inhaltsstoffe frisches Gemüse hinzugeben.

Nährwertangaben pro Portion: Kcal: 396, Protein: 35g, Kohlenhydrate: 31,6g, Fette: 19g

48. Quinoa-Rosinen-Müsli

Zutaten:

1 Tasse weiße Quinoa, vorgegart

1 EL Rosinen

1 EL Mandeln, gehackt

1 TL Chiasamen

¼ TL Zimt

1 Tasse Wasser

1 EL Honig

Zubereitung:

Quinoa, Rosinen, Mandeln und Chiasamen in eine Schüssel geben. Gut vermengen.

Eine Tasse Wasser zum Kochen bringen und in die Schüssel gießen. Gut verrühren. Zudecken und für 10 Minuten beiseite stellen.

Wenn das Wasser aufgesaugt wurde, Honig hinzugeben und erneut vermischen. In einer Schüssel anrichten.

Nährwertangaben pro Portion: Kcal: 211, Protein: 6,2g, Kohlenhydrate: 29,8g, Fette: 8,1g

49. Leinsamen-Erdbeer-Smoothie

Zutaten:

1 EL Leinsamenöl, Bio

1 EL Kürbiskerne

1 Tasse gefrorene Erdbeeren, ungesüßt

1 Tasse Magermilch

Zubereitung:

Milch und Erdbeeren in einen Mixer geben. Für eine Minute zu einer cremigen Masse pürieren. In ein Glas geben und mit den Kernen bestreuen.

Vor dem Servieren für 20 Minuten kaltstellen.

Nährwertangaben pro Portion: Kcal: 256, Protein: 9,2g, Kohlenhydrate: 26,7g, Fette: 14,3g

50. Römersalat

Zutaten:

6 Tassen Römersalatherzen, gehackt

2 EL Fetakäse, gerieben

¼ Tasse getrocknete Kirchen, gehackt

1 EL Schalotten, zerhackt

2 EL extra trockenes Olivenöl

2 EL Balsamicoessig

1 EL frische Petersilie, fein gehackt

1 EL Dijon-Senf

¼ TL Salz

1 Knoblauchzehe, zerstoßen

¼ TL Schwarzer Pfeffer, gemahlen

Zubereitung:

Öl, Essig, Knoblauch, Petersilie, Schalotten, Senf, Salz, und Pfeffer in eine kleine Schüssel geben. Gut verrühren und beiseite stellen, damit sich der Geschmack entfalten kann.

Salat, Kirchen und Käse in eine Schüssel geben. Mit dem Dressing beträufeln und gut vermengen.

Servieren

Nährwertangaben pro Portion: Kcal: 131, Protein: 1,9g, Kohlenhydrate: 13,7g, Fette: 8,5g

51.   Erdbeere-Honig-Smoothie

Zutaten:

2 große Bananen

280 g Erdbeeren, halbiert

2 kleine grüne Äpfel, entkernt

2 EL Honig

2 Tassen Kokosmilch

Zubereitung:

Alle Zutaten in einen Mixer geben und pürieren. Direkt servieren.

Nährwertangaben pro Portion: Kcal: 145, Protein: 7g, Kohlenhydrate: 31g, Fette: 2,1g

52. Kidneybohnensalat

Zutaten:

1 ganzes Ei, gekocht

1 Tasse Salat, fein gehackt

½ Tasse grüne Bohnen, gekocht

½ Tasse Kidneybohnen, gekocht

4 Cherrytomaten, halbiert

Einige schwarze Oliven, in Scheiben geschnitten

3 EL extra-trockenes Olivenöl

½ TL Salz

1 EL frischer Zitronensaft

Zubereitung:

Zunächst das Ei kochen. Dazu das Ei vorsichtig in einen Topf geben und gerade so mit Wasser bedecken. Erhitzen und für 10 Minuten köcheln – hierzu eine Küchenuhr verwenden. Nach 10 Minuten das Wasser abgießen und das Ei uner kaltem Wasser abbrausen. Schälen und in Scheiben schneiden.

In der Zwischenzeit alle anderen Zutaten in eine große Schüssel geben. Olivenöl, frischen Zitronensaft und Salz hinzugeben. Gut verrühren und mit den Eierscheiben belegen.

Damit die Zutaten im überschüssigen Salat nicht ihre Farben ändern einfach mit Frischhaltefolie abdecken. Im Kühlschrank lagern.

Nährwertangaben pro Portion: Kcal: 270, Protein: 19g, Kohlenhydrate: 44g, Fette: 18g

53.   Waldbeeren mit Muskat

Zutaten:

1 Tasse gemischte, frische Waldbeeren

5-6 mittelgroße Erdbeeren

½ Birne, in Scheiben geschnitten

55 g frischer Spinat

¼ frischer Orangensaft

1 TL Zucker

¼ TL Muskat

Zubereitung:

Den frischen Orangensaft in einer Schüssel mit Zucker und Muskat vermischen. Mit einer Gabel gut verrühren.

Den Spinat vorsichtig ausspülen. Nicht zu stark drücken, da sonst viele wertvolle Inhaltsstoffe verloren gehen. In einer Schüssel anrichten.

Die Birne waschen und abtrocknen. In Scheiben schneiden und eine weitere Schicht in der Schüssel bilden. Mit den gemischten Beeren bedecken und das Orangensaftdressing darübergießen. Kalt servieren.

Am besten vor dem Servieren für 10 Minuten in den Kühlschrank stellen.

Nährwertangaben pro Portion: Kcal: 136, Protein: 0,2g, Kohlenhydrate: 29g, Fette: 0,3g

54. Frühlingshähnchenbrust

Zutaten:

½ Stück Hähnchenbrust, ohne Haut und Knochen

4 Salatblätter, gewaschen

½ Gurke, in Scheiben geschnitten

½ rote Paprika, in Scheiben geschnitten

Einige schwarze Oliven, entkernt

3 EL Olivenöl

½ TL Salz

½ TL gemahlene Kurkuma

Zubereitung:

Das Fleisch waschen und mit Küchenrolle abtupfen. In 1 cm große Stücke schneiden. Eine unbeschichtete Pfanne über mittlerer Temperatur erhitzen. Die Hähnchenfilets hineingeben und für 4 Minuten von beiden Seiten anbraten. Bei Bedarf etwas Wasser hinzufügen (2-3 EL sollten genug sein). Vom Herd nehmen und beiseite stellen.

Die Salatblätter auf einem Teller anrichten. Eine weitere Schicht aus den Gurken- und Paprikascheiben bilden. Oliven hinzugeben und das Hähnchen darauf platzieren. Mit Olivenöl, Salz und gemahlenem Kurkuma würzen.

Nährwertangaben pro Portion: Kcal: 274, Protein: 24g, Kohlenhydrate: 30g, Fette: 16,5g

55.   Cremiger Maissalat

Zutaten:

½ Tasse Salat, fein gehackt

½ Rispe Tomaten, in Scheiben geschnitten

2 EL Mais

Einige schwarze Oliven, entkernt

½ Tasse Quark

¼ Tasse frische Petersilie, fein gehackt

2 EL Olivenöl

½ TL Salz

½ TL gemahlener schwarzer Pfeffer

Zubereitung:

Quark mit Petersilie, Olivenöl, Salz und gemahlenem schwarzen Pfeffer in eine kleine Schüssel geben. Mit einem Handmixer gut zu einer cremigen Masse vermengen.

Das Gemüse zusammengeben und mit der Quarkmischung bedecken. Kalt servieren.

Nährwertangaben pro Portion: Kcal: 123, Protein: 16g, Kohlenhydrate: 41g, Fette: 17g

56. Vegetarischer Garnelenspieß

Zutaten:

1 kleine Tomate, in mundgerechte Stücke geschnitten

¼ Gurke, in Scheiben geschnitten

1Pfund Garnelen, gehäutet

3 schwarze Oliven

2 Salatblätter, zerkleinert

½ Tasse Olivenöl

¼ Tasse frischer Zitronensaft

½ TL Meersalz

Zubereitung:

Olivenöl, frischen Zitronensaft und Meersalz verrühren. Die übrigen Zutaten in diese Mischung geben und für 30 Minuten ziehen lassen.

Drei Holzspieße in einem Topf mit Wasser einweichen lassen. Dieser Trick bewahrt die Spieße davor anzubrennen. Die Zutaten aus der Marinade nehmen und auf die Spieße verteilen. Für 3-4 Minuten anbraten. Direkt servieren.

Nährwertangaben pro Portion: Kcal: 123, Protein: 16g, Kohlenhydrate: 41g, Fette: 17g

57. Mandel-Spinat-Smoothie

Zutaten:

1 Tasse Spinat, gehackt

¼ Gurke, geschält und in Scheiben geschnitten

1 EL Sellerie, fein gehackt

1 EL Leinsamen

¼ Tasse Erdbeeren, gefroren

1 TL Zimt, gemahlen

170 ml Mandelmilch

Zubereitung:

Alle Zutaten in einen Mixer geben und für 20-30 Sekunden zu einer cremigen Masse pürieren.

Kalt servieren.

Nährwertangaben pro Portion: Kcal: 164, Protein: 4,3g, Kohlenhydrate: 31,4g, Fette: 3,7g

58.   Braune Linsen- und Nudelsuppe

Zutaten:

110 g Truthahnbrust, in kleine Stücke geschnitten

1 Zwiebeln, gehackt

2 Knoblauchzehen, zerstoßen

2 Sellerie, gehackt

50 g Spaghetti, in kleine Stücke gebrochen

400 g Braune Linsen aus der Dose, abgetropft

1 l heiße Gemüsebrühe

2 EL gehackte frische Minze

Zubereitung:

Den Truthahn zusammen mit Zwiebeln, Knoblauch und Sellerie in einen großen Topf geben. Für 4-5 Minuten unter Rühren anbraten, bis die Zwiebeln glasig sind und das Fleisch gerade braun wird.

Die Nudeln in den Topf geben und für eine Minute unter Rühren mitkochen.

Die braunen Linsen und die Brühe dazugeben und die Mischung zum Kochen bringen. Die Temperatur reduzieren und für 12-15 Minuten köcheln lassen bis die Nudeln gar sind.

Den Topf vom Herd nehmen und die frische Minze hinzugeben.

Die Suppe in eine warme Schüssel geben und direkt servieren.

Nährwertangaben pro Portion: Kcal: 225, Protein: 13g, Kohlenhydrate: 27g, Fette: 8g

WEITERE WERKE DES AUTORS

70 Effektive Rezepte um Übergewicht vorzubeugen und zu bekämpfen: Verbrenne zügig Kalorien mit gesunder und smarter Ernährung

Von

Joe Correa CSN

48 Rezepte um Akne zu bekämpfen: Der schnelle und natürliche Weg deine Akne-Probleme in 10 oder weniger Tagen zu beheben!

Von

Joe Correa CSN

41 Rezepte um Alzheimer vorzubeugen: Reduziere das Alzheimerrisiko auf natürliche Wege!

Von

Joe Correa CSN

70 Effektive Rezepte gegen Brustkrebs: Beuge Brustkrebs vor und bekämpfe ihn mit smarter Ernährung und kraftvollem Essen

Von

Joe Correa CSN

www.ingramcontent.com/pod-product-compliance
Lightning Source LLC
Chambersburg PA
CBHW051030030426
42336CB00015B/2799